LES

EAUX MINÉRALES D'AUVERGNE

LEUR PASSÉ, — LEUR AVENIR

CONFÉRENCE FAITE A L'ACADÉMIE DE CLERMONT,
LE 23 FÉVRIER 1884,

PAR

LE Dr G.-E. FREDET

Ancien interne des hôpitaux de Paris,
Professeur suppléant à l'École de médecine de Clermont,
Médecin de l'Hôpital-Général,
Officier de l'instruction publique,
Médecin consultant à Royat.

PARIS

A. PARENT, IMPRIMEUR DE LA FACULTÉ DE MÉDECINE
A. DAVY, successeur,
52, RUE MADAME ET RUE MONSIEUR-LE-PRINCE. 14.

1884

LES

EAUX MINÉRALES D'AUVERGNE

LEUR PASSÉ, — LEUR AVENIR

CONFÉRENCE FAITE A L'ACADÉMIE DE CLERMONT,
LE 23 FÉVRIER 1884,

PAR

LE Dr G.-E. FREDET

Ancien interne des hôpitaux de Paris,
Professeur suppléant à l'École de médecine de Clermont,
Médecin de l'Hôpital-Général,
Officier de l'instruction publique,
Médecin consultant à Royat.

PARIS

A. PARENT, IMPRIMEUR DE LA FACULTÉ DE MÉDECINE
A. DAVY successeur,
52, RUE MADAME ET RUE MONSIEUR-LE-PRINCE, 14.

1884

EAUX MINÉRALES D'AUVERGNE

LEUR PASSÉ, — LEUR AVENIR

Mesdames, Messieurs,

Après les brillantes conférences que vous venez successivement d'entendre, j'hésitai quelque peu, je vous l'avoue, à prendre ici la parole à mon tour. J'ai dû céder néanmoins à la demande de notre digne et honoré Recteur, que nous pouvons appeler le père, le créateur de ces lectures hebdomadaires, et faire, comme les autres, preuve de bonne volonté.

Il est vrai de dire qu'en acceptant cette tâche, j'ai été soutenu par cette consolante pensée que vous voudriez bien me tenir compte de mon bon vouloir, et m'accorder vos encouragements et votre bienveillance.

J'ai pris pour texte de ma conférence un sujet tout à fait couleur locale : les Eaux minérales d'Auvergne.

Certes, ce n'est pas dans une heure que l'on peut traiter une question aussi vaste et aussi étendue; aussi, me contenterai-je d'esquisser à grands traits cette physionomie si pittoresque des eaux d'Auvergne, qui ont acquis depuis quelques années une réputation si légitime et si méritée.

Mais, avant d'aller plus loin, il est nécessaire que nous commencions par quelques définitions indispensables, et par dire ce que l'on entend par de l'*eau minérale*.

Une eau minérale est une eau dans laquelle sont dissous, par les seuls efforts de la nature, des éléments minéraux complexes et multiples, à l'inverse de l'eau minéralisée, où les substances salines qui y sont dissoutes le sont par la main de l'homme, par un procédé artificiel ou de laboratoire. La fabrication de ces eaux de toutes pièces a donné naissance à une industrie importante : celle des eaux minérales artificielles.

L'eau potable, l'eau que nous buvons à nos repas, n'est pas de l'eau minérale, ni de l'eau minéralisée, bien qu'elle renferme presque toujours (je ne parle pas des eaux de Clermont provenant de Royat, qui sont presque des eaux distillées, tant elles sont pures) des substances salines qui la font quelquefois, par leur abondance, impropre à nos usages domestiques. Elle pèche alors par un excès de sels calcaires ou magnésiques qui la rendent dure, lourde à la digestion, peu apte à cuire les légumes ou à dissoudre le savon.

On divise les eaux minérales en deux grandes classes : les eaux chaudes ou thermales et les eaux froides ou athermales. Elles sont réputées froides tant qu'elles ne dépassent pas $+ 20°$ cent. ; au-dessus de ce chiffre, elles sont dites thermales.

Il existe en Auvergne un très grand nombre de fontaines minérales chaudes ou froides, et, si vous le voulez bien, nous ferons ensemble le bilan de notre fortune. Le Puy-de-Dôme seul compte 229 sources connues, analysées et classées ; le Cantal 103. Ces deux chiffres additionnés donnent un total de 332 sources minérales, dont la plupart sont froides.

Parmi les sources froides les plus connues, je puis vous citer, à titre de spécimens, les eaux des Roches, de Saint-Victor à Royat, la source des Médecins, les fontaines de l'Ours, de Jaude et de Saint-Alyre, et surtout celles de Chateldon et du Vernet-Sainte-Marguerite, dans le canton de Saint-Amand-Tallende, que je considère comme d'excellentes eaux de table.

Quant aux eaux thermales, je vous citerai seulement les principales. Leurs noms sont bien connus de vous, et, je puis ajouter, sont connus aujourd'hui dans le monde entier : ce sont Royat, Châteauneuf, Châtel-Guyon, Saint-Nectaire, le Mont-Dore, la Bourboule, dans le Puy-de-Dôme ; Chaudesaigues, dans le Cantal.

Dans l'étude des eaux minérales, il est une question très importante qu'il est urgent de résoudre d'abord, c'est celle de l'origine de leur thermalité et de leur minéralisation.

Vous avez entendu, il y a un mois à peine, lors de la réunion annuelle du club Alpin, et ici même, M. Julien, de la Faculté des sciences, vous expliquer avec son talent habituel l'origine, la formation et le mode d'éruption des volcans de l'Auvergne. L'étude des eaux thermales est connexe à celle des volcans, et si je fais appel à votre souvenir, c'est pour ne pas vous répéter les diverses théories qui ont été émises à leur sujet.

Dès l'antiquité, on admettait l'idée d'une chaleur intérieure, dont le voisinage pouvait expliquer la thermalité des eaux minérales. Lucrèce, Pline, Galien, parmi les anciens, Descartes, Buffon, Laplace et les modernes admettent aussi la chaleur centrale de la terre.

On a démontré, par des observations thermométriques

faites dans l'intérieur des mines, que la température allait en augmentant d'un degré centigrade par 30 mètres de profondeur. Et si, par la pensée, vous pénétrez ainsi dans les entrailles de la terre, vous pourrez aisément vous figurer quels degrés extrêmes de chaleur l'on obtiendrait.

L'imagination fertile d'un Jules Verne peut seule nous renseigner là-dessus.

A l'origine du monde, notre globe présentait une masse en fusion, masse liquide qui, en parcourant l'espace, perdit peu à peu, par rayonnement, une partie de son calorique. La surface de la couche liquide se couvrit d'une croûte, dont l'épaisseur s'accrut progressivement et finit par former a croûte terrestre, la terre, sur laquelle nous habitons.

Cette écorce terrestre aurait, d'après les géologues, 40 à 50 kilomètres d'épaisseur. Si nous nous en tenons à ce premier chiffre, nous voyons que cette écorce n'est que la 320e partie du diamètre de la terre ou la 160e partie de son rayon. En enveloppant une orange d'un papier un peu fort, cela vous donnera une idée de ce qu'est la croûte solide du globe par rapport à la partie molle ou liquide.

Si nous nous imaginons, avec Laplace, au-dessous d'un vaste plateau et à une profondeur de 3,000 mètres, un immense réservoir d'eau entretenu par l'infiltration des eaux pluviales, cette eau acquiert à cette profondeur, et grâce au voisinage de la chaleur centrale, une température à peu près égale à celle de l'eau bouillante.

Sous l'influence des pressions énormes des vapeurs et des gaz qui se forment, cette eau cherche une issue et, par des canaux souterrains, elle vient jaillir à la surface du sol, contenant en dissolution les sels provenant de la décomposition des différentes roches qu'elle a traversées.

Je m'en tiendrai à cette théorie, et, si vous l'admettez

avec moi, nous pourrons calculer de quelle profondeur sourdent nos principales sources thermales.

Les eaux de Royat et de Châteauneuf, avec leur température moyenne de 35°,5 C., viendraient d'une profondeur de 1,000 mètres environ ; le Mont-Dore et Saint-Nectaire, avec leurs 45° C., de 1,350 mètres ; Châtel-Guyon, avec ses 30°, de 900 mètres ; la Bourboule, avec ses 60°, de 1,800 mètres ; enfin Chaudesaigues, avec ses 88°, de 2,400 mètres.

Cette profondeur doit même être plus considérable, si l'on tient compte du refroidissement que subit l'eau dans son trajet à travers les roches.

Mais quels sont ces chemins mystérieux que suivent les eaux minérales pour venir de pareille profondeur émerger à la surface du sol ? Pour répondre à cette question, vous me permettrez d'envisager rapidement la constitution géologique de notre pays.

L'Auvergne a été bouleversée par les éléments et par le feu intérieur de la terre. Nos volcans éteints, le soulèvement de nos montagnes, les coulées de lave que l'on observe un peu partout sont encore des preuves silencieuses, Dieu merci ! des commotions terribles et des craquements gigantesques que notre sol a subis. Les tremblements de terre qui ont accompagné les éruptions volcaniques ont dû disloquer le sol et produire des fissures ou failles dans l'écorce granitique, et c'est par ces fissures que l'eau minérale s'est fait jour et arrive à la surface.

C'est dans ces failles que les eaux thermales ont déposé, depuis le commencement des siècles, les métaux que notre industrie va y chercher aujourd'hui. Telle est l'origine des filons de cuivre, de plomb, d'argent que l'on trouve dans nos montagnes.

Les eaux s'échappent ainsi soit entre le terrain primitif et le terrain plutonique, soit entre le terrain plutonique et les trachytes, quelquefois même entre deux masses de trachytes. Beaucoup de géologues pensent que les eaux d'Auvergne proviennent d'un seul et unique réservoir, et que la variété de leur composition et de leur thermalité tient à leur mode d'émergence et aux roches différentes qu'elles traversent dans leur voyage souterrain.

L'origine de la minéralisation des eaux thermales divise bien plus les savants que celle de leur température; aussi sommes-nous obligés de nous en tenir à des hypothèses. Tout en admettant que les eaux empruntent une part de leur minéralisation aux parois des réservoirs dans lesquels elles s'amassent, beaucoup de géologues pensent que c'est en se rapprochant de la surface du sol que les eaux s'enrichissent de sels nouveaux et se minéralisent. C'est ainsi que l'eau de la Bourboule emprunte la majeure partie de son arsenic aux couches de terrain les plus superficielles, comme tendraient à le démontrer des analyses d'eau puisée à des profondeurs différentes. Mais, encore une fois, nous sommes là dans le domaine de l'hypothèse.

Constance de la température, du débit et de la composition chimique des eaux minérales.

Il est un fait très remarquable que l'on a observé dans ce que j'appellerai volontiers le *modus agendi* des eaux thermales, c'est que leur température, leur débit et leur minéralisation restent constants; mais à une double condition, c'est que des désordres cosmiques, comme des tremblements de terre ou des éruptions volcaniques, ou la main de l'homme, par des captages plus ou moins bien exécutés, ne viennent pas troubler cette quiétude.

C'est ainsi que l'année dernière, qui a été si fertile en

tremblements de terre, on observa en face le golfe de Na-
ples, à l'île d'Ischia, très riche en eaux thermales, et avant
le tremblement de terre qui dévasta l'ile, une augmenta-
tion insolite dans la température des sources, qui monta
de plusieurs degrés. Même phénomène se produisit à Java,
lors de l'éruption gigantesque du Krakatoa, qui ravagea
les îles de la Sonde il y a un an à peine.

Nous avons donc dans les sources thermales une sorte
d'instrument fourni par la nature et qui peut nous prédire,
quelques heures ou quelques jours d'avance, un tremblement de terre ou une éruption volcanique. Il est certain
que les habitants de l'île d'Ischia auraient pu éviter la
mort s'ils avaient écouté les avertissements de la nature,
et les nombreux baigneurs qui s'y trouvaient à ce mo-
ment, ainsi que les médecins exerçant dans cette station,
n'auraient pas été ensevelis sous les ruines et la chute des
maisons et des édifices.

Ce fut d'ailleurs la première fois que l'on vit malades
et médecins mourir ensemble et atteints du même coup.

En Auvergne, la température des sources n'a pas varié
depuis les premières analyses faites. Et ce que j'ai signalé
pour la thermalité s'applique aussi à leur débit et à leur
minéralisation.

Voici le débit de quelques-unes de ces sources :

Mont-Dore......	450 m. c. par jour.	
Chaudesaigues ..	500 —	—
Gimeaux.......	600 —	—
La Bourboule...	1000 —	--
Châtel-Guyon...	1200 —	—
Royat..........	1500 —	—

Dans notre région, c'est Royat qui vient en première
ligne pour l'abondance de son débit, et sa magnifique
source Eugénie a bien peu de rivales au monde.

Leur minéralisation aussi n'a pas varié. C'est ce qu'ont fait constater des analyses faites à des intervalles plus ou moins éloignés.

Voici l'échelle de minéralisation de nos principales sources :

	Principes fixes. gr.
Chaudesaigues............	0,811
Mont-Dore...............	1,408
Châteauneuf.............	4,54
Royat..................	5,724
Bourboule..............	6,66
Châtel-Guyon	7,28
Saint-Nectaire..........	7,51

L'eau de Chaudesaigues est donc la moins et celle de Saint-Nectaire la plus minéralisée du groupe.

En résumé, nous pouvons dire que température, débit et minéralisation des eaux thermales restent constants si la main de l'homme ou les efforts de la nature ne viennent pas modifier cet état.

Classification des eaux minérales.

Diviser les eaux minérales en eaux minérales froides ou chaudes ne suffit pas, comme bien vous le pensez; et, pour leur étude, il a fallu un ordre de classement ou *classification* plus méthodique et basé sur les découvertes et les enseignements de la chimie. Leur classement d'après leurs propriétés thérapeutiques en est d'ailleurs le dérivé naturel.

La constitution chimique des eaux minérales est très complexe, puisque quelques-unes d'entre elles renferment de quinze à vingt principes différents; il devient dès lors évident que la classification ne peut tenir compte que des principaux d'entre ces derniers, c'est-à-dire des principes *prédominants*.

Les corps chimiques qui existent dans les eaux s'y trouvent à l'état de sels, sauf quelques rares exceptions, l'acide carbonique, la silice, etc. La détermination de la combinaison saline qui prédomine dans une eau minérale servira de base à la classification.

On se trouve en présence de corps d'un nombre très restreint pour établir la classification.

Parmi les acides :

L'acide carbonique, sulfurique, chlorhydrique, sulfhydrique.

Parmi les bases :

La soude............. La lithine............	} alcalines.
La chaux............. La magnésie..........	} terreuses.
Fer................. Manganèse...........	} métalliques.

La qualité de l'acide imprime aux eaux minérales un caractère thérapeutique beaucoup plus tranché que leur qualité basique, alcaline ou terreuse, sodique ou calcique ; ce qui ne veut pas dire qu'il ne faille pas attacher d'importance à la qualité de sodique ou de calcique.

Nous établirons donc les classes des eaux minérales d'après la prédominance des acides, ce qui nous donnera les quatre classes suivantes :

Eaux carbonatées ou bicarbonatées,
Sulfatées,
Chlorurées,
Sulfurées.

Les bases, de leur côté, nous serviront à établir les divisions de ces classes, et nous aurons dans chaque classe des eaux :

> Sodiques,
> Calciques,
> Lithinées,
> Magnésiques.

C'est la classification de M. Durand-Fardel.

Dans cette classification, que ferons-nous du fer ? Ce métal a une importance en hydrologie, aussi créerons-nous une cinquième classe que nous appellerons :

> Ferrugineuses carbonatées,
> Ferrugineuses sulfatées.

Cette classification, quoique présentant des imperfections, est cependant une classification naturelle analogue à la méthode de de Jussieu usitée en botanique.

On peut établir ensuite, dans chaque classe, les divisions et subdivisions nécessaires pour les applications thérapeutiques. C'est ainsi que l'on admet des eaux *fortes* et des eaux *faibles* dans les classes des bicarbonatées et des chlorurées, dénominations qui n'appartiennent pas à la classification, mais qui viennent la compléter.

Il en est de même pour l'arsenic, sur lequel l'attention s'est portée, surtout depuis plusieurs années, et auquel on ne peut assigner qu'une place en sous-ordre dans la classification. L'arsenic est, en effet, un des corps les plus répandus dans les eaux minérales; il se rencontre dans la plupart des eaux minérales de notre pays, et toutes les analyses en décèlent une plus ou moins grande quantité. En Auvergne, ce sont les eaux de la Bourboule qui en renferment le plus, et, malgré la nomenclature adoptée, quelques hydrologistes les rangent-ils dans une nouvelle classe : la classe des eaux arsenicales.

Les eaux sulfurées ou sulfureuses se trouvent principalement dans les chaînes des Pyrénées et des Alpes : les unes sont sulfurées sodiques, les autres sulfurées calciques.

Les eaux d'Auvergne appartiennent, au contraire, aux eaux chlorurées, bicarbonatées et ferrugineuses.

Vichy est, dans notre voisinage, le type des eaux bicarbonatées.

Médagues, Mont-Dore, Pontgibaud, Royat, Saint-Nectaire, Saint-Ours, sont bicarbonatées mixtes.

Châteauneuf, Chabetout, Chateldon, Châtel-Guyon, Clermont, Courpière, Gimeaux, Glaine-Montaigut, Mont-Dore, Rouzat, Saint-Amand-Roche-Savine, Saint-Martin-Valmeroux (Cantal), Saint-Myon, Vic-sur-Cère, sont rangées par Durand-Fardel dans la classe des eaux ferrugineuses.

Royat, Saint-Nectaire, Châteauneuf, la Bourboule, Sainte-Marguerite, sont chlorurées-sodiques.

Les plus lithinées sont Royat, Sainte-Marguerite, Châteauneuf.

La Bourboule prend la tête comme eau arsenicale.

Châtel-Guyon peut être considéré plutôt comme une eau chlorurée-magnésique, car c'est le chlorure de magnésium, à la dose moyenne de 1 gr. 26 par litre, qui détermine l'action purgative que l'on y recherche.

Il convient d'ajouter à la classe des eaux bicarbonatées sodiques le sous-genre des eaux gazeuses ou eaux de table dont nous avons de si nombreux spécimens dans notre pays. Ces eaux sont habituellement froides et contiennent une grande quantité d'acide carbonique libre qui les rend piquantes et agréables au palais, surtout pendant les chaleurs de l'été ; on leur donne aussi le nom d'acidules.

Les eaux de Saint-Alban, Saint-Galmier, Condillac, en France, de Seltz, à l'étranger, nous en offrent des types parfaits. En Auvergne, les fontaines de Lafayole (Saint-Amand-Roche-Savine), du Tambour au Mont-Dore, des Roches (Martres-de-Veyre), du Vernet-Sainte-Marguerite, de Chateldon, sont des eaux de table. Celle des Roches (commune de Chamalière), renfermant plus de deux grammes de sels par litre, ne doit pas être considérée comme eau de table.

Dans le Cantal, il y en a aussi de très remarquables, telles sont les fontaines de Sainte-Marie, Teyssières-les-Bouliès, de la Bastide.

En fait d'eaux véritablement sulfureuses, nous n'en connaissons, dans le Puy-de-Dôme, qu'une seule source qui jaillit au Puy de la Poix, petit monticule sous forme de cône tronqué situé entre Clermont et Montferrand. Cette source fournit de l'acide carbonique, du gaz sulfhydrique, de l'eau fortement chargée de muriate de soude et de bitume-malte.

A la fin de la période tertiaire, écrit M. Nivet, des diks de wakite ont traversé de bas en haut les terrains tertiaires de la Limagne, et, comme cette plaine n'était pas encore émergée, les parties les plus élevées de ces filons, ayant dépassé le niveau des calcaires, ont été remaniées par les eaux ; il en est résulté des couches d'alluvion qui se sont déposées sur le sommet de ces éminences. Mais, au-dessous de ces assises, on retrouve la wakite non altérée.

Les monticules de wakite, de wakes ou de pépérites bitumineuses sont très nombreux. Les plus remarquables sont ceux de Crouel, de Malintrat, de Pont-du-Château, de Clermont, de Chamalière (Lécorchade), du Puy de la Poix et de Montpensier.

Vous savez, Messieurs, que la découverte de ces wakites

a donné le jour à une industrie toute locale : l'exploitation des bitumes et asphaltes d'Auvergne.

Cette source du Puy de la Poix a fixé, depuis des siècles, l'attention des naturalistes.

Belleforest, en 1575, écrit que l'on observe, près de Clermont, « une colline ou montaignette où le bitume coule tout ainsi que fait une source de fontaine, lequel est noir au possible, gluant et tenant ». On s'en servait jadis pour marquer les brebis.

Jean Banc nous assure « que les oiseaux, en hyver le plus glacé, qui viennent boire en ce lieu, incapable de gelée, s'y prennent comme à des gluaux », et le bitume y répand une *horrible puanteur*.

La quantité de bitume qui s'écoule de cette source est peu considérable. D'après Delarbre, elle a été de six livres en huit jours, au mois de juillet, et de huit en août.

On peut considérer cette eau minérale, dont la température en été est de $+ 14°$, comme une eau-mère que l'on peut utiliser pour des bains médicinaux ; la présence du bitume pouvant donner de bons résultats dans certaines affections de la peau.

Je l'ai vu employer, mitigée avec l'eau du bain à Royat et dans certaines formes d'eczéma ou d'affections dartreuses, ce genre de bains a donné de bons résultats.

C'est assurément une source originale que je viens de vous dépeindre. Il m'en reste deux autres à vous signaler : celle de Chaudesaigues, dans le Cantal, et celle de Saint-Alyre, à Clermont. Ces deux sources sont, comme la précédente, peu utilisées en médecine, mais elles sont si bizarres, si singulières, que je ne puis m'empêcher de vous en parler.

Chaudesaigues est située dans le Cantal, arrondissement de Saint-Flour. Quand on arrive de cette dernière ville, dans le voisinage de Chaudesaigues, on aperçoit, s'élevant au-dessus de gorges profondes, des vapeurs épaisses et abondantes qui pourraient faire penser qu'il y a là toute une ville industrielle, comme un nouveau Creuzot. Ce sont ses eaux presque bouillantes qui donnent naissance à ces vapeurs. La source du Par jaillissant de la fissure d'une roche se précipite à travers la ville, où elle distribue à droite et à gauche le calorique et finit par se jeter dans le ruisseau du Rementalou, qui traverse le village.

Cette source du Par fournit environ 260 litres à la minute d'une eau à + 88° C. Sous la roche, où elle jaillit bouillonnante, des femmes chargées de cruches, dit M. Paul de Chazelles, viennent à chaque instant y puiser de l'eau ; aux heures des repas, les femmes du peuple y préparent leur nourriture : dans un pot est du pain coupé en tranches, avec du beurre et du sel ; elles remplissent le pot d'eau minérale, puis le placent dans le canal, comme dans un bain-marie, et, en moins d'une demi-heure, leur soupe est faite.

On se sert de cette eau pour laver et dégraisser les laines, qui acquièrent une blancheur et une souplesse remarquables, grâce à la soude qu'elle contient. Il y a quelques années, on y avait créé un établissement d'incubation artificielle ; enfin, M. Berthier estime que la température des eaux de Chaudesaigues équivaut, pour les habitants, à une forêt de chênes de 550 hectares mise en coupes réglées, ou à la combustion de 5,000 kilogr. de houille ou de 12,000 kilogr. de bois par jour.

Enfin, M. H. Lecoq, le savant aimable que nous avons perdu il y a quelques années, écrivait : « Toute espèce de primeurs s'obtiendrait avec une extrême facilité à Chaudesaigues ; on pourrait y créer de vastes serres où la température de l'eau minérale ferait développer en pleine terre les plantes des régions équinoxiales. »

Mais toutes ces belles choses sont encore à l'état de projet. Espérons que dans l'avenir il se trouvera un homme intelligent et entreprenant pour faire fructifier ces trésors naturels.

La troisième fontaine dont j'ai plus spécialement à vous entretenir est celle de Saint-Alyre.

Les sources pétrifiantes de Saint-Alyre, connues sous le nom de Grottes du Pérou de Saint-Alyre et du Pont naturel de Saint-Alyre, sont des eaux bicarbonatées calciques dont vous pouvez lire l'analyse, et qui sont surtout remarquables par l'industrie, déjà ancienne à Clermont, de la pétrification, industrie devenue importante, grâce aux efforts persévérants de la famille Clémentel.

Comment s'opèrent ces pétrifications si variées, que vous connaissez tous et que l'étranger recherche ?

Si vous consultez l'analyse de ces eaux, vous y verrez qu'elles renferment des éléments assez considérables de sels de chaux et de fer. Le carbonate de chaux est insoluble dans l'eau, mais il s'y dissout néanmoins lorsqu'il s'y trouve à l'état de bicarbonate, c'est-à-dire quand les eaux renferment une quantité suffisante d'acide carbonique.

Lorsque l'eau est exposée à l'air, l'acide carbonique se dégage, il en résulte que la chaux ayant perdu son dissolvant se précipite et que le sel ferreux se décompose en s'oxydant et dépose de la rouille. Les stalactites, les stalagmites, les travertins, sur lesquels je reviendrai, sont formés dans des conditions analogues.

Cette propriété incrustante des eaux de Saint-Alyre est connue depuis bien longtemps ; Jean Banc en 1605, Fléchier en 1665, Chomel en 1734, Legrand d'Aussy en 1788 en parlent dans leurs mémoires ou leurs écrits.

Mais il s'agissait d'appliquer ces phénomènes naturels

Fredet.   2

à l'obtention de dépôts cohérents sur des objets, sur des moules soumis à l'action de l'eau minérale.

Voici comment l'on procède, et ce que je vais indiquer s'applique aussi bien à l'industrie clermontoise qu'à celles de Gimeaux et de Saint-Nectaire.

L'eau minérale est dirigée d'abord dans des canaux garnis de copeaux de bois, puis de cailloux anguleux. Dans ce parcours, elle se débarrasse de la plus grande partie de son fer et de ses carbonates terreux. La longueur des canaux varie avec l'abondance de la source.

Au sortir de ces sortes d'*épurateurs*, l'eau incrustante arrive dans une construction spéciale où est établi un escalier de bois plus ou moins haut et sur les marches duquel l'eau tombe en couches minces et en petites cascades ; c'est sur ces degrés que sont disposés les divers objets que l'on veut pétrifier : moules de médailles ou de bas-reliefs, nids d'oiseaux, fruits, animaux divers, etc., et qui se recouvrent de calcaire. Après huit à dix jours, l'on a déjà une couche suffisante de sel calcaire présentant des cristaux brillants ; pour les médailles, bas-reliefs, etc., on les laisse beaucoup plus longtemps, deux ou trois mois, et l'on obtient ainsi des pièces d'une finesse et d'un grain parfaits.

Les pièces qui sont au haut de l'escalier ont un aspect jaune dû à la présence d'une petite quantité de fer. Celles que l'on a placées au bas sont, au contraire, d'un blanc laiteux et formées par du carbonate de chaux pur.

Cette industrie toute locale et si curieuse s'est développée beaucoup dans ces dernières années, grâce à la présence des nombreux étrangers qui se rendent aux eaux d'Auvergne en été.

Vous connaissez tous, Messieurs, le pont naturel ou plutôt les ponts naturels de Saint-Alyre, car ils sont au nombre de trois. Ces ponts ne sont pas autre chose que des couches de travertins, et le plus grand, nommé Pont du Diable, grand pont de pierre visité par le roi Charles IX quand il fit son voyage de Bayonne, est appelé par Belleforest « la chose la plus étrange et le plus rare miracle de nature qu'on voie en la France ».

Ce pont, postérieur à la création de l'abbaye de Saint-Alyre, qui était avant 1789 la propriété des bénédictins, a été formé, d'après M. Nivet, par les eaux incrustantes de la fontaine Saint-Arthème.

Voici la composition des travertins formant le grand pont, d'après M. Girardin :

Carbonate de chaux.......	40,224
Sulfate de chaux..........	5,382
Carbonate de magnésie....	26.86
Peroxyde de fer..........	6,20

Je laisse de côté les autres substances.

Ceci m'amène forcément à vous parler des travertins. Les travertins sont des dépôts qui se produisent soit dans les canaux servant à conduire les eaux minérales, soit dans le sol. Vichy est bâtie sur du travertin. Une partie de Clermont, à l'Ouest, est aussi construite sur du travertin.

Ces travertins sont constitués principalement par du carbonate de chaux fibreux ; leur dureté est extrême quand ils sont anciens ; leur teinte est d'un blanc jaunâtre ; on y distingue des couches successives. L'eau froide n'a pas d'action sur eux; les acides, au contraire, les dissolvent en dégageant de l'acide carbonique et en laissant à l'état insoluble de la silice qui, elle aussi, est un dépôt minéral sous forme d'aragonite.

Le travertin constitue un obstacle à la bonne conservation des eaux. C'est par l'accumulation des travertins que les sources minérales finissent par s'obstruer ou par changer de direction.

Exemple : en 1858, l'eau de la grande source Eugénie, à Royat, ne débitait que 280 litres à la minute. M. Nivet, alors inspecteur, engagea M. Buchetti, concessionnaire, à enlever des travertins qui gênaient la sortie de l'eau, et l'on vit alors jaillir une nappe énorme d'eau minérale bouillonnant par le dégagement de l'acide carbonique.

Voici en quels termes M. Truchot définit cette source :

« La grande source Eugénie, de Royat, est une des plus belles du monde ! Un jet énorme s'élance du sol en bouillonnant et y déverse mille litres à la minute.

« Limpide, gazeuse, inodore, cette eau est, grâce à sa température, la mieux supportée par quelques estomacs malades. Son abondance, sa richesse minérale et surtout sa température la rendent incomparable pour l'usage balnéaire. Elle permet d'entretenir dans chaque baignoire un courant continu d'eau minérale qui y maintient une température toujours égale (34° centigrades).

« C'est à cette source précieuse que les bains de Royat doivent en grande partie leur renommée (1). »

A côté de ces énormes dépôts connus sous le nom de travertins, il y a encore les stalactites et les stalagmites, les sédiments, les boues et les limons. Enfin, ces sortes de dépôts sous forme de poussière qui se font à la surface des vastes nappes d'eaux minérales, comme dans les piscines.

Ces dépôts pulvérulents peuvent être pris par les ignorants pour des poussières provenant de l'atmosphère, ou des produits cutanés ou organiques.

____

(1) Truchot, Dictionnaire des Eaux minérales du Puy-de-Dôme.

De l'analyse des eaux minérales.

La chimie, Messieurs, vous le savez, est une science toute récente, dont les progrès ont marché à pas de géant. C'est grâce à elle que nous connaissons exactement la composition des eaux minérales.

En faisant des recherches bibliographiques, nous avons trouvé le nom d'un grand nombre de savants, de naturalistes ou de médecins qui ont parlé dans leurs écrits des eaux minérales d'Auvergne. C'est ainsi que je puis vous citer les noms de Jean Banc, de Duclos, de Belleforest, de Chomel et de Legrand d'Aussy. Mais pouvons-nous dire que les analyses faites par ces savants soient de véritables analyses, des *analyses chimiques?* Évidemment non.

Pouvons-nous, en effet, considérer comme langage scientifique cette définition d'une eau minérale d'Auvergne par Belleforest quand il écrit : « L'une est calcineuse, l'autre est sulfurée et, au-dessous, une fontaine ayant le goût de vin, mais pour ce mal plaisante à boire. »

Ce style, que l'on aime à retrouver dans Rabelais ou dans Balzac, est insuffisant pour nous.

Aussi ce n'est guère qu'au commencement de ce siècle que les premières analyses sérieuses ont été faites.

Berthier et Michel Bertrand, aussi savant médecin que chimiste habile, analysent les eaux du Mont-Dore en 1823; H. Lecoq, Blondeau et Henry Chevalier, Salneuve, Girardin, Baise, J. Lefort, Thénard, Carnot, Wilm font les analyses de diverses sources. Mais toutes ces recherches ne constituaient pas un travail d'ensemble tel que l'a compris M. Nivet en 1846, quand il publia son Dictionnaire des eaux minérales des départements du Puy-de-Dôme et du Cantal.

Ce beau travail a exigé de la part de l'auteur des recherches historiques, chimiques et médicales longues et minutieuses.

Enfin, après trente-deux ans d'intervalle, M. Truchot a reproduit un travail analogue sous le même titre, travail où l'on trouve l'analyse de 225 sources dont la composition de plusieurs n'était pas connue.

Enfin, en 1874, M. Truchot découvrait la lithine dans les eaux minérales d'Auvergne, et dans un mémoire auquel il voulut bien m'associer, mémoire intitulé : *De la lithine dans les eaux minérales de Royat et les principales sources thermales d'Auvergne*, nous dénonçâmes les propriétés chimiques et thérapeutiques de ce nouvel agent.

MM. Nivet et Truchot ont donc fait beaucoup pour la prospérité et la réputation de nos eaux thermales. C'est grâce à eux, en majeure partie, qu'elles ont été connues et appréciées du monde savant et si je ne craignais d'offenser leur modestie bien connue, je vous proposerais d'applaudir avec moi à leurs personnes, à leurs mérites et à leurs travaux.

Les eaux minérales d'Auvergne au point de vue thérapeutique.

L'étude thérapeutique de nos eaux minérales est des plus importantes, et, comme bien vous le pensez, je ne puis qu'effleurer ce vaste sujet. Néanmoins, je vais tâcher de vous crayonner en quelques mots la physionomie médicale de nos principales stations.

En fait de l'action médicinale des eaux minérales, il y a deux partis en présence : les sceptiques et les enthousiastes. Je commencerai par vous déclarer que je n'appartiens à aucune de ces deux écoles.

Les sceptiques disent ceci : que les eaux minérales n'ont aucune importance, qu'elles ne guérissent rien, et que l'air seul, l'exercice, la distraction qu'on trouve aux eaux suffit pour amener l'amélioration que l'on y va chercher.

Les enthousiastes, au contraire, ceux qui ont la foi ou qui font semblant de l'avoir, soutiennent que seules les eaux minérales peuvent procurer aux malades atteints d'affections chroniques, le soulagement et la guérison. Les eaux minérales guérissent tout, à leur dire.

Êtes-vous trop gras? venez à nos eaux, disent-ils, et vous maigrirez. Êtes-vous maigre? venez, et vous prendrez de l'embonpoint. Avez-vous une affection où la médecine habituelle sera restée impuissante, venez, venez encore, et l'on vous guérira.

Il faut bien le dire, cette foi robuste est l'apanage de toute station thermale. Chacune célèbre la supériorité incontestable de ses sources sur celles de ses voisines. Il est vrai que les autres, pour parodier le mot de Labiche, notre spirituel vaudevilliste, exécutent les mêmes variations sur le même piano.

Dans ce luxe d'indications, le public, vous le comprenez, ne sait à qui entendre, et, ne voulant pas être trompé, devient sceptique. C'est un danger.

Aussi est-il bon de donner ici ce que je crois être la note vraie, la note honnête, et de vous indiquer sommairement les vertus thérapeutiques de nos Eaux.

Quelles sont donc les maladies qui en sont justiciables ?

Je commence par déclarer qu'il n'y a que les maladies chroniques qui puissent être utilement traitées aux eaux minérales ; il faut donc éliminer toute affection aiguë et les maladies organiques du cœur ou des gros vaisseaux.

Ce serait une grosse faute que de vouloir traiter ces diverses affections aux eaux minérales.

Parmi les maladies chroniques, il en est une que beaucoup d'entre vous ne connaissent que trop, peut-être; je veux parler du rhumatisme, de la goutte, des névralgies, ou de ce que nous, médecins, nous appelons la diathèse arthritique.

Le rhumatisme est héréditaire et s'acquiert, hélas! avec une facilité trop grande dans un pays comme le nôtre, où nous habitons constamment dans une atmosphère imprégnée de brouillards et d'humidité. Je connais, pour ma part. peu de personnes arrivées à l'âge moyen de la vie, qui ne souffrent de douleurs rhumatismales ou névralgiques.

Le rhumatisme est de mœurs voyageuses, il est inconstant, défaut qu'il partage avec beaucoup d'autres, et après avoir occupé les muscles, les articulations, les filets nerveux, il se porte sur les muqueuses, engendre les ophthalmies, les maux de gorge, les bronchites, les dyspepsies rhumatismales.

C'est lui enfin qui, lorsqu'il y a dans le sang un excès d'acide urique, détermine ces affections si douloureuses connues sous le nom de colique hépatique, néphrétique, de gravelle, de goutte, etc.

C'est lui, enfin, qui se traduit à la peau par des éruptions diverses, dont la plus connue est l'eczéma.

Eh bien, Messieurs, le rhumatisme, la diathèse rhumatismale et goutteuse peuvent se traiter à nos eaux minérales.

S'il s'agit de douleurs articulaires, musculaires ou névralgiques, nous nous adressons à la thermalité de nos eaux; pour les affections profondes, les eaux les plus chaudes : Chaudesaigues, par exemple, la Bourboule, le Mont-Dore, Saint-Nectaire.

Pour le rhumatisme cutané, peu profond, les névralgies superficielles, intercostales, faciales ou autres, Royat et Châteauneuf, où le malade peut se plonger, soit dans des piscines, comme à Châteauneuf, soit dans des baignoires, comme à Royat où l'eau minérale est courante, arrive du sol avec une chaleur très supportable (35° C.) et toutes ses qualités physico-chimiques.

Toutes les eaux chaudes sont donc bonnes pour le traitement externe du rhumatisme quelle que soit leur composition chimique. Mais diverses considérations doivent guider le médecin dans le choix de telle ou telle station, suivant l'âge, le sexe, la susceptibilité nerveuse du malade.

Mais avant d'aller plus loin, est-il bon de connaître le mode d'action de l'eau thermo-minérale sur notre économie et d'indiquer rapidement ce que l'on entend par une cure d'eau minérale.

Dans la plupart de nos stations, l'eau minérale est utilisée en bain, en boisson, en aspiration. Une multitude de pratiques sont le corollaire de ces trois modes d'administration des eaux, telles que la douche, le massage, la pulvérisation, le humage, les douches locales si variées, les bains de pieds plus ou moins chauds, etc.

Restant dans les limites générales, je n'en parlerai point et je me contenterai de vous indiquer le mode d'action du bain, de l'eau prise en boisson et en aspiration.

Action du bain minéral.

La peau est un organe protecteur, c'est elle qui nous protège contre l'action des agents extérieurs. Mais elle présente une quantité de pores ou de glandes qui servent à l'excrétion de la sueur ou des produits cutanés, de telle sorte que notre derme, notre épiderme sont traversés de part en part par des petits orifices qui ont leur utilité et leurs propriétés spéciales.

La question se pose ainsi :

Quand vous êtes dans un bain minéral, votre peau absorbe-t-elle, oui ou non, soit l'eau, soit les sels, soit les gaz qui y sont dissous ?

De nombreux travaux ont été faits sur ce sujet si important, et, du résumé de ces diverses observations faites par des gens compétents, comme Currie et Séguin, Collard de Martigny et Barthold, Homolle et Kuhn (de Niederbronn), Haller et Magendie et bien d'autres que je pourrais citer, on peut conclure que l'absorption par la peau ne s'opère que dans les bains d'une température *moins élevée* que la température cutanée, *que l'intensité de l'absorption est proportionnelle à la durée du bain ; qu'enfin notre peau, qui est très hygroscopique, peut se laisser traverser par la base des sels métalliques*, qui sont dissous dans le bain minéral.

L'absorption des bases métalliques a été surtout observée dans les bains alcalins et les bains de nos différentes stations thermales sont alcalins.

Dans un bain *trop chaud*, la peau n'absorbe plus, l'échange se fait, au contraire, du dedans au dehors par la perspiration cutanée. Les bains froids, comme les bains de mer, *le bain de César, à Royat*, quelques bains de Châteauneuf, facilitent, au contraire, l'absorption cutanée et le passage des principes chimiques du bain dans le torrent de la circulation.

Il faut bien cependant que l'absorption ne soit pas très considérable, puisque l'on peut prendre des bains toxiques comme des bains de sublimé, tremper les mains dans une solution de cyanure de potassium, sans en éprouver de fâcheux résultats. Mais, pour cela, il est indispensable que la peau ne présente pas de plaie ou de solution de continuité, car alors l'absorption se ferait par cette porte d'entrée et l'intoxication serait rapide. C'est d'ailleurs par une plaie faite à la peau que pénètrent les venins et les virus, comme le venin des serpents ou comme la bave du chien enragé ; ces deux liqueurs mises en contact avec la peau ou nos muqueuses saines sont sans action.

Aussi peut-on sucer une plaie produite par la dent du serpent ou du chien si les lèvres, les gencives ou la bouche ne sont pas blessées. Le venin et la bave du chien peuvent même être portés dans l'estomac, où ils sont digérés sans amener de trouble dans la santé générale.

Voilà donc un premier point qui est acquis. Mais en dehors de l'absorption, le bain minéral agit encore par sa thermalité, par les gaz, surtout le gaz acide carbonique qui amène le sang à la peau, par l'électricité, car, il ne faut pas ignorer que lorsqu'on est dans un bain minéral, l'on se trouve dans un courant électrique très accusé et que décèle d'ailleurs le *galvanomètre*. En outre, si l'absorption elle-même laisse libre une partie du métal des sels, le malade prend encore un bain métallique, et depuis les travaux de Burq, de Dumontpallier, de Charcot et de Debove, il n'est plus permis d'ignorer que l'application d'un ou de plusieurs métaux faite sur la peau des sujets, des femmes surtout, atteintes de névroses, d'anesthésie ou d'insensibilité de la peau, comme dans l'hystérie, agit puissamment et fait revenir la sensibilité là où elle avait disparu.

Vous voyez donc, Messieurs, que le bain thermo-minéral a une grande importance thérapeutique et produit une action incontestable sur l'économie, par l'intermédiaire du système cutané.

Par l'eau minérale en boisson, l'on cherche à faire absorber par les voies digestives une solution médicamenteuse complexe, il est vrai, mais où le médecin recherche tel ou tel sel prédominant et devant modifier, à titre de médicament, l'état maladif pour lequel on lui demande conseil.

L'eau minérale, en effet, présente cet avantage sur les médicaments sortant de l'officine du pharmacien, c'est qu'elle représente une solution médicinale parfaite, un liquide pur et transparent, tout préparé par la nature pour être absorbé facilement, même par les estomacs les plus délicats.

C'est alors que le médecin recherche dans telle ou telle de nos eaux, soit le bicarbonate de soude, soit le chlorure de sodium ou de magnésium, soit la lithine, soit le fer, soit l'arsenic ou la chaux, suivant qu'il veut soulager ou guérir les arthritiques, les dyspeptiques, les lymphatiques ou les scrofuleux, les jeunes filles atteintes d'anémie ou de chlorose, les herpétiques, etc., etc.

C'est ainsi que les arthritiques, les goutteux, les dyspeptiques et les diabétiques seront dirigés, pour ne parler que de nos stations d'Auvergne, soit sur Royat, Châteauneuf ou Châtel-Guyon.

Les eaux de Sainte-Marguerite (Vic-le-Comte), de L'Ours et de Vic-sur-Cère peuvent aussi être recommandées avec succès.

Pour les sujets atteints de lymphatisme exagéré ou de scrofule, à la Bourboule; de scrofule pulmonaire ou de tuberculose, au Mont-Dore ; les herpétiques, à la Bourboule; les anémiques, les chlorotiques, les lymphatiques, à Royat ou à Saint-Nectaire.

Eh bien, Messieurs, je n'hésite pas à l'affirmer, quand les indications sont bien suivies, quand le médecin auquel vous demandez conseil sur l'opportunité de telle ou telle station thermale, est assez habile pour déterminer d'une manière précise celle qui convient au malade, il est rare qu'une amélioration notable, sinon une guérison, ne soit pas la conséquence d'une cure thermale bien faite et bien suivie. Les exemples sont trop nombreux pour que je puisse vous les citer.

Un autre mode de traitement, dans quelques-unes de nos stations thermales, consiste dans les inhalations ou aspirations de vapeurs minérales. L'eau minérale est chauffée dans un générateur et la vapeur qui en provient est dirigée, au moyen d'une cheminée, dans une salle plus ou moins vaste où sont disposés des gradins en amphithéâtre.

Là, le malade respire pendant un temps variable les vapeurs minérales dont la température est plus ou moins élevée, suivant que l'on monte plus ou moins haut sur les gradins ; ces vapeurs sont constituées en grande partie par de la vapeur d'eau, du gaz acide carbonique, mais elles renferment aussi les sels métalliques que l'eau tient en dissolution.

Cela n'est pas douteux. Bertrand et J. Lefort l'ont démontré pour le Mont-Dore. M. Huguet, dans une série d'expériences qu'il a bien voulu faire avec moi, a prouvé que les vapeurs des salles d'aspiration de Royat renfermaient aussi les sels constitutifs de l'eau minérale. C'est un point très important pour expliquer l'action thérapeutique de l'aspiration.

En effet, les malades qui fréquentent ces salles sont en général atteints de catarrhe nasal ou pulmonaire, de maux de gorge, de laryngite, de phthisie commençante ou confirmée, etc. ; ils respirent ou aspirent là, comme vous voudrez, ces vapeurs minérales, qui agissent par leur température humide, en guise de cataplasme interne, si je puis le dire, et par l'action directe et topique des sels qu'elles entraînent avec elles.

Deux de nos stations sont surtout outillées pour ce genre de traitement : le Mont-Dore et Royat.

Au Mont-Dore, les salles d'aspiration sont vastes, le malade peut s'y promener, ce qui est un avantage ; mais, pour beaucoup, la température y est trop élevée, par cela même fatigante, et la ventilation n'est pas effectuée d'une manière suffisante.

A Royat, les salles d'inhalation sont moins vastes, mais la température y est réglée d'une façon beaucoup plus modérée, et toutes les heures la salle qui vient de servir est largement ouverte pour y laisser rentrer l'air pur. Ces vapeurs minérales, dans l'une ou l'autre station, agissent par la même voie, la voie pulmonaire, et c'est le contact répété desdites vapeurs médicamenteuses qui exerce son action sur la surface des muqueuses malades.

L'on peut donc diriger soit sur le Mont-Dore, soit sur Royat, les malades atteints d'affections catarrhales des voies respiratoires.

Je dois ajouter que ces deux stations ont une altitude différente. Le Mont-Dore est à 1,000 mètres et Royat à 450 mètres seulement au-dessus du niveau de la mer.

Il est très important, quand on sort de ce vaporarium, que les malades soient transportés en chaise ou rentrent rapidement à leur chambre. C'est ce que ne font pas toujours les personnes de Clermont qui viennent aux aspirations à Royat et qui, au sortir de la salle, rentrent en ville en omnibus ou en voiture découverte. Cette pratique est éminemment imprudente et nous ne saurions trop la condamner.

Voilà, Messieurs, les maladies diverses qui sont de la juridiction de nos eaux minérales d'Auvergne.

Est-ce à dire pour cela qu'il ne vient à nos stations que des malades rentrant dans ces dernières catégories? Évidemment non ; on y vient aussi pour l'air pur, qui est un médicament pour les gens des villes, habitués à vivre dans des lieux confinés, étroits, où la combustion humaine entraîne dans l'atmosphère respirable un excès d'acide carbonique.

Il y en a d'autres qui viennent y chercher des distractions, des promenades, la société ; car, ceci est à remarquer, c'est que nous avons beau dire du mal les uns des autres, nous ne pouvons nous passer de la compagnie de nos semblables. D'autres, enfin, abandonnés à leurs propres pensées, tourmentés par un mal inconnu qui les obsède, croient trouver dans nos stations un remède à leurs maux. C'est l'espérance, l'immortelle espérance qui les y pousse.

Le passé et l'avenir des eaux d'Auvergne.

Les eaux d'Auvergne ont dû parcourir jadis une ère de prospérité, si l'on en juge sur les nombreux débris de constructions romaines trouvés dans différentes stations, comme au Mont-Dore, à Royat, à Saint-Nectaire.

Les Romains étaient grands amateurs d'eaux thermales, et partout où s'établissait leur domination, et là où il y avait des sources minérales, ils construisaient immédiatement des thermes plus ou moins grands, plus ou moins luxueux qui leur servaient pour y soigner les douleurs gagnées dans la vie des camps et les larges blessures faites par la hache gauloise ou la framée des Francs. Ces thermes romains étaient donc nombreux dans la Gaule, et dans notre voisinage, Néris, aux eaux chaudes et abondantes, comptait un établissement de ce genre.

Les deux établissements romains les plus importants de notre province étaient, sans contredit, Royat et le Mont-Dore, qui se trouvaient sur la route militaire qui conduisait de Lugdunum à Burdigala. Et dire que c'est le hasard seul qui nous a fait mettre la main sur ces précieux vestiges ! En effet, aucun manuscrit, aucune légende ne signalaient l'existence ancienne de ces balneœ.

Il a fallu, pour le Mont-Dore, que l'on édifiât en 1817 l'établissement actuel pour trouver les restes de thermes dont on peut voir les épaves recueillies par Michel Bertrand et exposées sur la promenade du Mont-Dore.

A Royat, il a fallu qu'on agrandît le parc, qu'on fît 'a nouvelle route pour mettre à jour une série de piscines, qui devaient présenter un grand luxe, si l'on en juge sur les marbres divers qui y ont été employés ; il y a notamment une piscine, celle qui touche le viaduc du chemin de fer, qui présentait des degrés de marbre en carrare le plus pur, mais que le vandalisme moderne à détruits ou brisés. Ces piscines se continuent avec d'autres chambres rectangulaires, et, dans plusieurs, l'on voit encore des hypocaustes ou fourneaux souterrains qui servaient à chauffer les salles ou à surchauffer l'eau minérale. Ces piscines qui, je l'espère, seront conservées par l'administration thermale, car ce sont pour Royat de véritables lettres de noblesse, devaient compléter d'autres salles ou piscines que l'on a découvertes lors du captage de la source Eugénie, et qui sont cachées maintenant par une voûte.

Il en a été de même pour le temple de Mercure, élevé jadis sur le sommet du Puy-de-Dôme ; il a fallu aussi la création de l'observatoire actuel pour mettre à jour ces gigantesques substructions qui nous donnent une si haute idée de la puissance des anciens maîtres du monde.

Ces piscines de Royat, les unes contenaient de l'eau thermo-minérale, comme l'attestent ces dépôts qui auront bientôt 1,500 ans; d'autres ne contenaient que de l'eau ordinaire froide ou chaude. Elles devaient être surmontées de voûtes en mosaïques, dont voici quelques spécimens, et au-dessus de ces voûtes devaient se trouver des salles appelées tépidarium, où était maintenue une douce chaleur. C'est au sortir du tépidarium qu'on entrait dans l'étuve (sudatorium). Du sudatorium, on passait à l'onctuarium ou salle des parfums, où le baigneur se livrait aux épileurs (alipili) ou aux masseurs (tractatores) qui le passaient au strigile, sorte d'instrument de bronze en forme de raclette, que l'on promenait sur la peau, et qui l'oignaient de parfums et d'huiles odoriférantes.

Des esclaves (capsarii) étaient chargés de garder les vêtements; le vol des habits, disent Plaute et Ovide, était très fréquent dans les bains publics. Enfin, précédant l'atrium ou vestibule, sorte de salle d'attente pour les baigneurs, étaient de larges portes dont aucune n'ouvrait directement sur le vestibule, pour empêcher l'air de frapper trop vivement les baigneurs. Des salles de gymnase, de lecture, des galeries de tableaux et de statues complétaient dans les thermes romains l'installation balnéaire.

C'était un établissement thermal mieux aménagé que de nos jours, si l'on en juge d'après ces détails, et auquel était joint tout ce qui pouvait distraire l'esprit, fortifier le corps ou charmer les yeux.

Mais à cette civilisation raffinée, et à laquelle nous n'avons rien à emprunter, succéda l'invasion des barbares, qui n'aimaient, eux, que les sanglantes mêlées et les longues batailles. Crocus et ses bandes renversèrent probablement tout ce qui était d'origine romaine, temples et balneæ. Puis, sur ces ruines, lorsque le calme fut un peu rétabli, des abbayes se bâtirent, des maisons s'édifièrent. A Royat, c'est Saint-Mart qui fonde une abbaye renommée ; et l'on n'entendit plus que le murmure de la prière et le son des cloches sacrées, là, où une brillante société gallo-romaine s'était réunie jadis ; là, où les sénateurs de l'Empire, les Sidoine-Apollinaire, les grandes familles patriciennes d'Arvernie et d'Augusto-Nemetum venaient gaiement deviser, comme à Royat aujourd'hui, à l'heure où l'orchestre de notre jeune maëstro Edmond Lemaigre fait retentir ses cuivres, gronder ses basses et vibrer la corde de ses violons.

C'est ainsi que se passa cette longue période du moyen âge, pleine de tristesse et de terreur.

Ce n'est guère qu'au XVIIe siècle que l'on commence à utiliser quelques sources thermales. Mais ce sont plutôt les habitants du voisinage qui les emploient. Fléchier, dans ses *Grands jours*, ne parle que de Vichy, où la clientèle thermale était déjà considérable (fait corroboré par Mme de Sévigné), mais il ne cite, parmi nos sources, que Royat à titre d'ancien bain ruiné, *qui est encore rempli d'eau, et qui est si chaud qu'on ne saurait quasi en approcher*, et Saint-Alyre, qu'il décrit avec complaisance. Les eaux de Saint-Myon avaient été prescrites au cardinal de Mazarin, quand il avait la goutte, mais je ne sache pas qu'il y soit venu.

Nous arrivons ainsi au commencement de ce siècle, qui voit éclore la prospérité du Mont-Dore, et ce n'est qu'après la guerre de 1870 que nos stations, déjà avantageusement connues, prennent un essor merveilleux. 1870 est pour elles une sorte d'hégyre ou d'ère nouvelle.

Voici ce qui s'était passé: avant 1870, la plupart des malades, soit par nécessité, soit par genre, suivaient la cure dans les stations allemandes. Quand l'Alsace et la Lorraine nous furent enlevées par le traité de Francfort, le patriotisme aidant, le corps médical français s'aperçut que nos sources minérales valaient autant, sinon mieux, que leurs rivales allemandes, et au lieu d'y envoyer les malades, il les dirigea dorénavant sur les stations françaises. C'est ainsi que Royat fut appelé l'Ems français ; Châteauneuf fut considéré comme similaire de Baden ou Wiesbaden, Saint-Nectaire de Niederbrönn, et Châtel-Guyon de Kissingen.

Sous l'influence de cette agitation scientifique féconde en résultats, nos stations prospérèrent à l'envie, et vous savez tous que chaque année le nombre des baigneurs et des touristes va croissant.

Mais il faut, en dehors des vertus thérapeutiques de nos eaux thermales, un élément de progrès indéfini et nécessaire qui ne peut être donné que par une administration intelligente et soucieuse de ses intérêts. Cela nous amène à examiner comment sont administrées nos stations thermales.

Nos grandes sources minérales sont la propriété soit de l'État, comme Aix, Vichy, Néris, Plombières, soit du département, comme le Mont-Dore, soit d'une commune, comme Royat, soit de particuliers comme la Bourboule, Saint-Nectaire, Châteauneuf. L'administration de l'État n'a jamais donné de bons résultats. Si Vichy a pris de l'extension et a donné un dividende à ses actionnaires, c'est que l'État a cédé à une Compagnie fermière. Si Néris, si Aix n'arrivent pas à la prospérité auxquelles elles ont droit, c'est qu'elles sont détenues par l'État, et le temps n'est pas loin où vous avez pu juger vous-mêmes de la valeur de l'administration de l'État en fait de chemins de fer.

Eh bien, Messieurs, le régime de l'administration par l'Etat des eaux minérales n'est pas meilleur que celui des chemins de fer. Aussi le gouvernement vient-il de proposer aux Chambres et de faire adopter un projet de loi d'après lequel les stations de Néris, de Bourbon-l'Archambault, d'Aix et de Luxeuil, qui lui appartiennent, seraient prochainement affermées.

C'est là une mesure patriotique en faveur des eaux françaises, mais elle ne suffit pas pour assurer l'avenir, et nous devons nous garder de nous endormir sur nos lauriers.

L'Allemagne, en effet, de son côté, fait tous ses efforts pour attirer chez elle les malades et les étrangers. Si nous citons ici ses succès, c'est qu'ils sont pour nous un exemple et un encouragement.

A Baden-Bade il vient chaque année 50,000 étrangers, à Wiesbaden 35 à 40,000, à Ems 40,000; sur ce chiffre de 40,000, il n'y eut que 4 à 5 français en 1876, année où, chargé de visiter les stations thermales allemandes, je pus parcourir l'Allemagne et ce Palatinat si pittoresque, si intéressant à visiter.

Et si je vous dis cela, c'est pour bien vous démontrer que l'avenir de nos stations d'Auvergne est entre nos mains, que nous avons en elles un instrument de fortune et de prospérité locales, que nos sources minérales offrent des vertus thérapeutiques incontestables, des plus justifiées, des plus appréciées du monde médical, mais qu'il faut savoir s'en servir, et donner un cadre au tableau.

Par la force des choses, les malades, les oisifs, les touristes viendront de plus en plus à nos stations, si nous avons le bon sens, l'intelligence de travailler à leur développement, à leur embellissement.

Sans doute, bien des efforts louables ont été faits, mais

ils ne suffisent pas. Excelsior, excelsior! plus haut, plus haut encore.

Il faut que les étrangers puissent trouver chez nous, avec les commodités et le confort de la vie, des prix abordables dans les hôtels, des distractions, des promenades, des voitures avec des cochers d'une arrogance et de prétentions moins exagérées. Enfin, il ne faut pas, sous prétexte de leur être utiles, faire, comme on en a le projet, arriver des locomotives de tramways en plein parc de Royat!

On dirait vraiment qu'une fée malfaisante préside quelquefois à nos destinées.

En résumé, Messieurs, la situation actuelle de nos belles stations thermales est florissante. Cette situation s'améliorera encore, croyez-le bien, si des travaux intelligents et bien dirigés sont effectués ; en un mot, si tous ceux qui ont souci de leur succès, marchent résolument de l'avant, car, en cette matière, il faut savoir que rester sur place, c'est reculer.

Et je m'estimerai très heureux, pour ma part, si, dans cette modeste conférence, j'ai pu parvenir à vous intéresser à l'avenir et à la prospérité de nos stations thermales, qui sont aussi la prospérité et l'avenir de notre pays, de notre chère province, de notre belle Auvergne.

Paris. — A. PARENT, imprimeur de la Faculté de médecine, A. DAVY, successeur, 52, rue Madame et rue Monsieur-le-Prince, 14.